生きる力を育む
さんま体操

春山文子
HARUYAMA Fumiko

河田美保
KAWADA Miho

文芸社

はじめに

　長期にわたり日常生活のなかで健康維持のための身体活動や体操を検証実験の方式で実践的に教育研究に携わってきました。最近では殊更、急速な社会背景の変化、心身の変化や動きや動作の変化を感じるようになりました。人生100年時代を意識すると、健康づくりの支援に役立つ身体活動や体操指導のために、正しい知識や情報を伝えたいという強い使命感にかられます。

　少子高齢化社会では、家族や他人に迷惑をかけないで最期を迎えたいと望む人が多くなりました。それにはまず「身体の自立」が必要です。人間の特質は、直立二足歩行すること、手を使って物を作り使うこと、考えることです。しかし、大脳が異常に発達する動物であることが、他の動物とは異なる特質であるにもかかわらず、日常的身体活動不足が原因とみられる生活習慣病、フレイル（要介護状態や病気になる前の身体活動不足の脆弱な身体の状態）、ロコモ（ロコモティブシンドロームの略。運動器の障害により、要介護になるリスクの高い状態）、認知症などと高齢者ばかりか若年層にも起こっているという健康問題がメディアでも多く取り上げられている昨今です。

　そんな状況を見ていますと、"自分の身体は自分で守る"ための方法を、医療や他人に頼りすぎてはいないかと感じます。本来、高等動物である人間は、生まれて以降、幼児期から動くことを育みながら最期まで学習しながら動き続けるのです。つまり、少子高齢化や人生100年時代を意識すると、成長期に身体に関する正しい知識や動かし方を身につけておく必要が高く、人生の後半にその効果を発揮できるよう備えておくことが必須なのです。

　贅沢と思えるほど便利な生活環境では、"過剰と不足"が原因になっていると思われる動作について、問題解決の工夫をしなければなりません。生きるた

めの基礎づくりには、日常生活の動作を疎かにしない生活習慣が重要です。

　今回の「さんま（3間）体操」は、身体活動の基本となる必要動作を分かりやすく解説して、続けやすくするために考案しました。従来から提唱してきた隙間体操を活用し、発展させて、仲間とのコミュニケーションにもつなげています。

　時間、空間、仲間の3つの「間」で「さんま（3間)」という親しみやすい呼称をつけました。生活の時間と空間の隙間を活用し、仲間と一緒に集うときにもぜひ行っていただきたい体操です。この体操は、多方面での助け合い、地域の活動、社会への貢献につながります。また個人の日常生活においては、ストレス解消や健康意識の変化をもたらし、健康の自主管理にもつながることが実証されています。

　身体的、精神的、社会的にも健康であることを、皆で共通のテーマにし、フレイル予防にも役立ててください。

　また、一人でもでき、狭い場所でもでき、天候にも左右されません。自分の身体と身近な物なども利用して、ゆっくり自分のペースで明るく前向きに行っていただけます。

　この体操が、多くの方にとって身体的自立のヒントになることを期待しています。

春山　文子　　河田　美保

も く じ

本文イラスト：瀬川尚志

第1章

人間の生涯に必要な
基本の動き

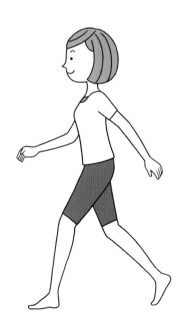

人間の基本となる動き

　人間の身体は、動くようにできています。生まれて死ぬまで生きるために必要な動きをここでは「基本」と位置づけています。

　人間の動きは大きく「部分運動」と「全身運動」の2つに区分されます。

　部分運動を身体の部位ごとに見ると、上肢と下肢そして胴体と3つに分けられ、それぞれの部位の特質から、多少、用途や動きが異なります。共通している動きは関節と帯をなして動く点です。

　上肢では腕・手・指の使い方で2つに特徴が見られます。1つ目は、手と指を曲げて使う把握動作で、にぎる、つかむ、つまむなどです。2つ目は、手と指をのばして使う圧排動作で、押す、のせる、おさえるなどの動作です。上肢は物を使う、つくるときに関わる重要な部位です。

　下肢では脚・足・指を使います。曲げる、のばす、ふる、支える、はさむなど移動動作に影響します。

　胴体は首、胸、背、腹、臀部です。胸を開く、閉じる、そる、ねじる、まわすなど、内臓を間接的に動かす役目もあります。動かしにくい部位ですが、呼吸筋を動かす重要な部位です。

　一方、全身運動とは重心の位置が移動する動きであり、全身を複合的に動かして移動する運動です。はう、はずむ、歩く、跳ぶなど、全身が移動する動作です。人間の特質としての二足歩行は生涯生活に欠くことはできない動きです。

　さらに、日常生活での動作は、身体だけで動く場合と「人・物・場」と関係して動く場合に分けられます。基本の動きを身に付けておくことで、家族とのかかわりや地域社会への参加を楽しむなど、ゆとりある生活へとスムースにつながっていくことができます。

　基本の動きを疎かにしないことが大切です。基本の動きを模式図で示していますので、ご参照ください。

【基本となる動きの模式図】

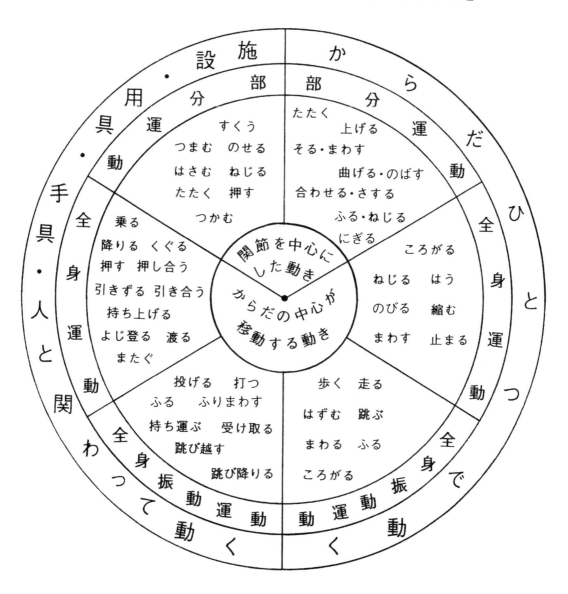

手の使い方　部分の動作

手の働きは文明社会を急速に発展させてきました。その動きは、手のひら全体で動作する圧排動作（押す、のせる、たたく、ふる、支える、それらの複合）と、指先を曲げて動かす把握動作（つかむ、にぎる、つまむ、かぎ形、それらの複合）に分けることができます。

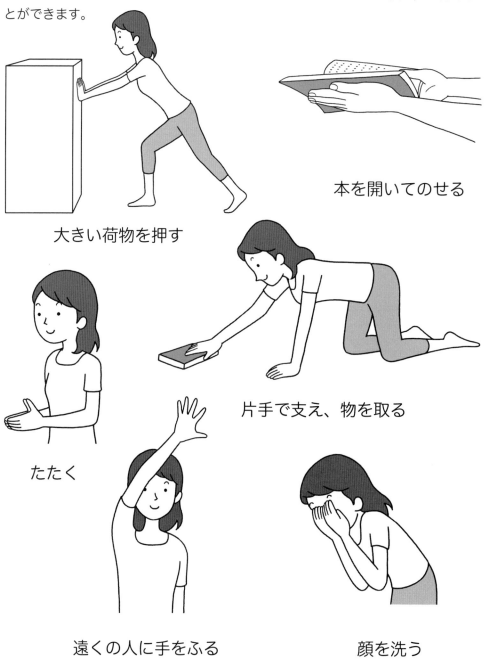

本を開いてのせる

大きい荷物を押す

片手で支え、物を取る

たたく

遠くの人に手をふる

顔を洗う

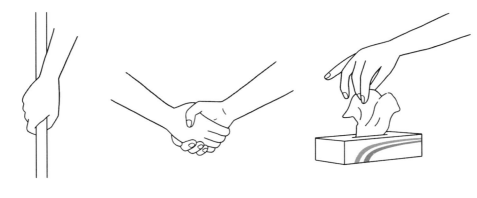

手すりをつかむ　　　握手する　　　ティッシュをつまむ

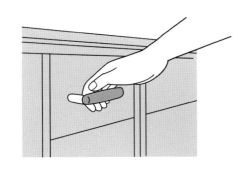

引き出しを引く（順手）

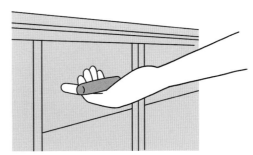

引き出しを引く（逆手）

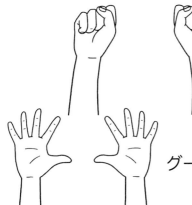

グーパーする

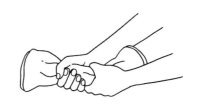

タオルをしぼる

移動動作……全身の動作

移動動作とは、人間の中心に近い「おへそ」の位置が移動する動きと考えれば、わかりやすいでしょう。基本となる移動動作は、全身の動作の発達過程にも見られます。老化現象は順序が逆に進行していきます。

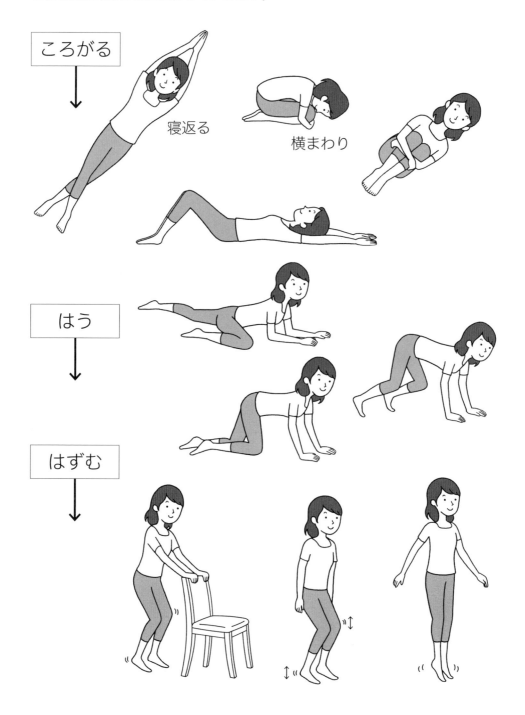

ころがる

寝返る

横まわり

はう

はずむ

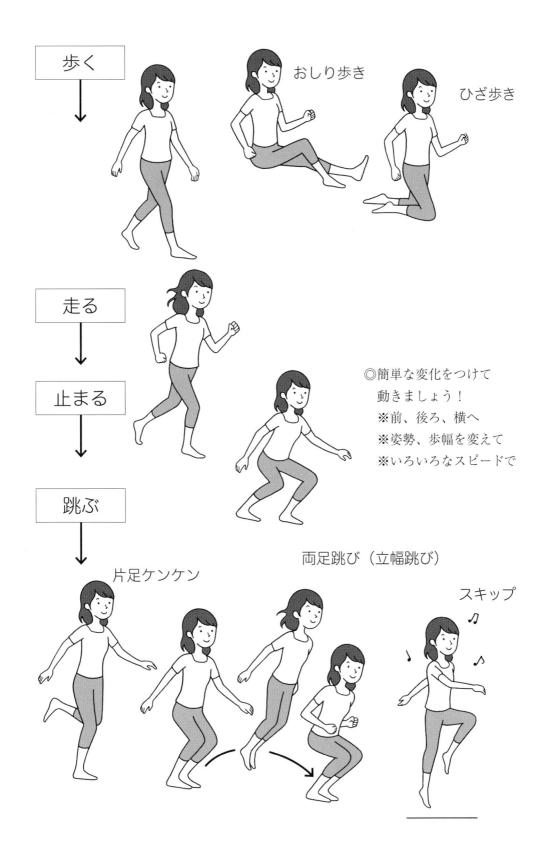

歩く

おしり歩き

ひざ歩き

走る

止まる

◎簡単な変化をつけて
　動きましょう！
※前、後ろ、横へ
※姿勢、歩幅を変えて
※いろいろなスピードで

跳ぶ

片足ケンケン

両足跳び（立幅跳び）

スキップ

COLUMN

呼吸をコントロールして心身を整える

　眠っている間も心臓が動き、呼吸をしているのは自律神経が働いているためです。自律神経は相反する働きをする交感神経と副交感神経によって機能しています。交感神経が優位に働くと呼吸は浅く速くなり、血圧や心臓の拍動数が上昇し、心身を活動的にします。一方、副交感神経が優位に働くと呼吸は深く遅くなり、血圧や心臓の拍動数が下がり、心身を休ませます。

　本来、自律神経は人の意志ではコントロールできません。しかし、呼吸はコントロールでき、呼吸を介して自律神経を調整することができます。みなさんも緊張した時に深呼吸をして気持ちを落ち着かせたことがあると思いますが、それは呼吸によって副交感神経が優位に働いているのです。

　意識的な呼吸では「呼気」（吐く息）を意識しましょう。呼気をしっかり行うことができれば自然と「吸気」（吸う息）は入ってきます。また、背筋をのばし、動きをわかりやすくするために脇腹と胸に手を当てます。胸とお腹をへこませるようにして口からゆっくりと息を全部吐き切ります。次に胸とお腹の力をゆるめ、鼻から自然に息が入ってくるのを感じましょう。慣れてきたら吸うときに胸とお腹をさらにふくらませます。これ以上吸えなくなったら、再び胸とお腹をへこませるようにして、口からゆっくり息を全部吐き切ります。

　口からしっかり吐くことができたら鼻から吐く練習もしてみましょう。胸とお腹を使ってゆっくりとすべて吐き出し、同じ時間をかけて大きく吸うことをくり返します。筋を働かせるためには筋を使ってほぐしておく必要がありますので、体操で全身を動かしてほぐしましょう。

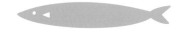

第２章

姿勢と呼吸

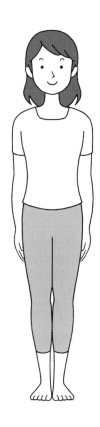

日常生活の「姿勢」

日常生活での姿勢は、以下のように分けられます。

・立位姿勢 —— 直立、中腰、しゃがむなど、足の裏が地についている姿勢。
・座位姿勢 —— 椅子に座る体勢のほか、床などで、正座・あぐら・横座り・長座・膝立など。
・臥位姿勢 —— 仰向け、腹ばい、体側を着けて横向きなど。胴体を接地させた安定する姿勢です。
・その他の姿勢 —— 四つばい、ブリッジ、逆立ち（三点倒立、背倒立）など

　一般的に姿勢を意識する時は、静的姿勢で考えることが多いでしょう。右ページの「正しい姿勢」と「悪い姿勢」を参考に、あなたがよい姿勢をとれているか、鏡を見てたしかめてみましょう。楽な姿勢が正しいとは限りません。

　姿勢には「動的姿勢」もあります。日常の移動動作のほか、労働、遊び、スポーツなどを行う時の姿勢であり、出来栄えや作業効率に影響します。姿勢が正しく安定している状態では、外観が美しい、若々しい、疲れにくいほか、呼吸調整がしやすく、障害予防にもなります。重心移動を伴う動的姿勢では、腰が動作の要です。以下の４点をチェックしましょう。

1　中腰姿勢で確認
　（骨盤が立っている。膝関節と足首が曲がっていて、膝とつま先は同じ方向）
2　直立姿勢で腕のふり方を確認
　（肩からふれている。前と後ろの角度が同じで、体側に添ってふれている。同時に胴体が背骨を中心にして軽くねじれる動きがある）
3　前屈姿勢で確認（膝の後ろ側がのびている状態で両手が床に届く柔軟性がある）
4　はう動作で確認（肘がのび、指先が前に向いている）

正しい姿勢

頭から足までまっすぐ

肩の左右の高さが同じ

腰の左右の高さが同じ

ひざの左右の高さが同じ

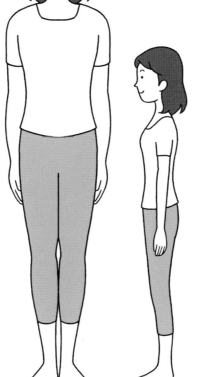

耳と肩が同じ
ライン上にある

背中、腰が
丸まっていない

かかとは直角

悪い姿勢

肩が内側に寄っている

背中が丸まる
前かがみ

お尻が後ろに突き出る

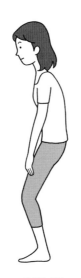

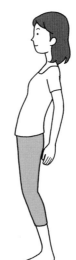

あごが前に出る

背中がそり返る

おなか、ひざが
前に出る

重心が後ろに
かかっている

◎猫背　　　◎そり返り

動作と呼吸

　みなさんは「急いで歩いたとき」「重い物を運んだとき」などに、息があがることもあると思います。そうです、「動くこと」と「呼吸」はとても密接に関わっているのです。しかし、呼吸はだれもが普段から意識せず行っていることなので、呼吸が動きを左右することは、周知されていないように感じます。

　呼吸をするときに使う筋肉は「呼吸筋」といいます。これは横隔膜を含む呼吸を行う筋肉の総称で、胸郭の拡大収縮を行うのですが、この筋肉が丈夫であれば、強く弱く、長く短く、ゆっくり速く、深く浅く、吸う吐く止める、などのコントロールが思うようにできるようになります。

　私たちの日常生活でも、力を出すときは、息を吐き出しながら動くと強い力を出すことができます。呼吸によって動きの効果が上がります。また、正しく呼吸できていると、同じ動きをしても疲れにくくなります。ちなみに、スポーツ選手にとっては、呼吸の仕方は出来栄えや勝敗を左右する大きな役割を担っています。

　呼吸筋も年齢と共に衰えます。浅い呼吸しかできなくなったり、すぐに息苦しくなり、疲れやすくなったりします。

　日常生活で深呼吸をしたり、ハーハーする程度の強度で動いたりすることで、呼吸筋の補強運動をしましょう。有酸素運動（エアロビックエクササイズ）と無酸素運動（アネロビックエクササイズ）の両方が必要です。意識的に動かし、呼吸筋の筋力低下を予防しましょう。

　運動をするときは、次の体勢に入る準備に自然と息は吸いますので、吐くほうを意識しましょう。運動が苦手な方の中には、呼吸を止めた状態で動くくせがあり、腕・肩・胴が硬い動きになっている方や、呼吸を意識しすぎてしまい、うまく動けなくなってしまう方もいます。そんな方は、あまり呼吸を意識しすぎず、まずは呼吸を止めないことだけに注意しながら、自然呼吸で気持ちよく動くことをおすすめします。

第3章

日常生活の中での
動きの基礎づくり

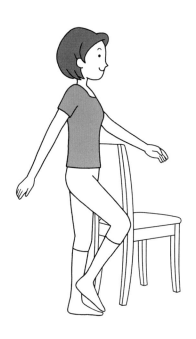

隙間体操

ウォーミングアップに使える動きです。
重ね言葉を声に出しながら動くと効果的です。

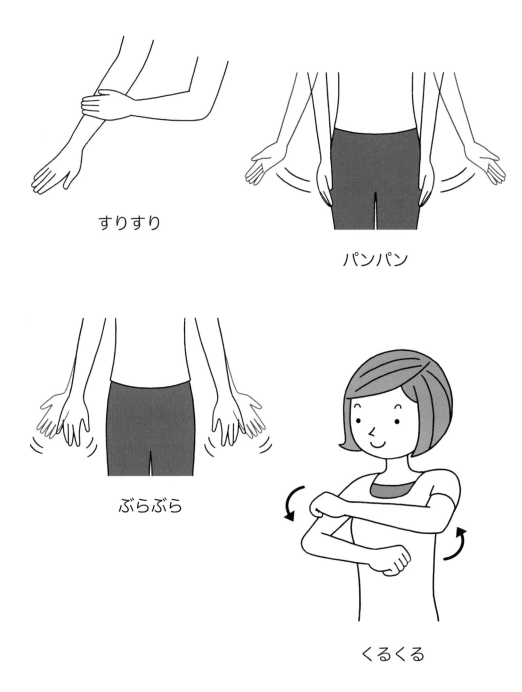

すりすり

パンパン

ぶらぶら

くるくる

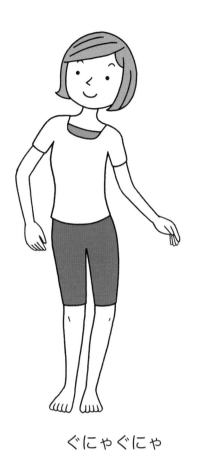

ぐにゃぐにゃ

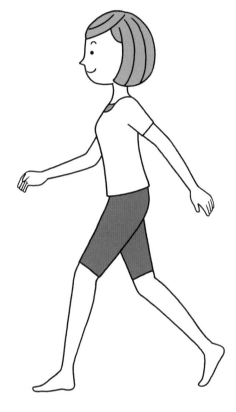
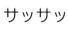

サッサッ

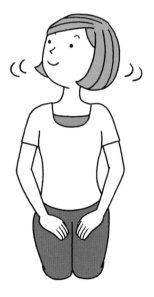

キョロキョロ

時間と空間を活用する動作

　生活習慣病予防には運動が奨励されていることはご承知のことでしょう。普段の生活で、あまり動いていないと感じる方は、運動を始める前にまずは動きが少ない生活を見直すことをおすすめします。日常生活動作（ADL）を疎かにしないで、正しく丁寧に動いて機能を高めることが運動の基礎づくりになります。また、日頃動いていない身体を急に動かすと故障につながりやすいため、徐々に動いて少しずつ習慣化させるとよいでしょう。

　この章では生活密着型の継続しやすい隙間体操（生活の中の隙間時間と空間で行う体操）を提唱します。準備もいらず、一人で自由な時間に、自由な場所で、人の目を気にすることなく集中して動ける体操です。「身体の悪いくせを改める」「日常で自分が使えていない基本動作を知る」「自分が認識していない身体の機能低下に気づく」などが隙間体操の目的になります。

　毎日使う洗面所では顔の動き、リビングでは座位・立位、台所では立位を中心に、寝室では臥位での姿勢を確認します。そのほか、この本では紹介していませんが、浴室、トイレなどでの動作も、生涯使われる基本の動きばかりです。あえて多くの動作を組み入れ、習慣づけるとよいでしょう。また、日本人の日常生活は、座る時間が一番長いと言われているので、少しの隙間を見つけて立ち上がるくせをつける心がけも必要です。人生100年時代を充実して生きるためには、何を行うにしても健康体力が行うか行わないかの判断の基準になります。日常生活の中でこまめに動いていると、趣味や旅行、地域活動、社会的な活動にも参加するゆとりもでてきます。予測しにくい自然災害や事故などの緊急時では特に、動ける身体は、自分を守ります。助け合う余裕も生みます。

　生活の中の動作は、身体の様々な機能を使います。「人・物・場」と関わる動作も生涯使われます。しかし、便利な用具、器具類が豊富にある現代の生活環境では、人が備えている機能が使われないことが多くなっています。前にも書きましたが、人の機能は使われないと衰えてしまいます。生活の中では積極的に機能低下の予防に意識を向けることをおすすめします。

洗面所で

鏡を使ってストレッチを行います。
洗顔をするときなどに目覚ましとして、
習慣にするとよいでしょう。
回数は自分で決めます。

あ

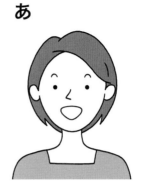

い　　　　**う**　　　　**え**

お

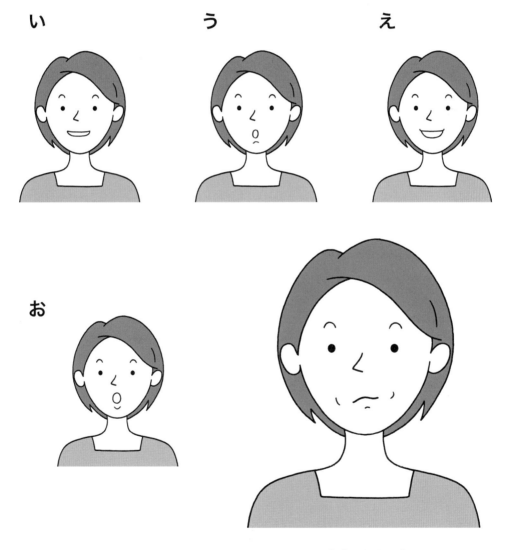

舌をまわす

リビングで

生活用具を使います。少し広い場所を確保するとよいでしょう。
何回か繰り返すと効果的ですが、楽しめる回数にとどめ、習慣にできるようにします。

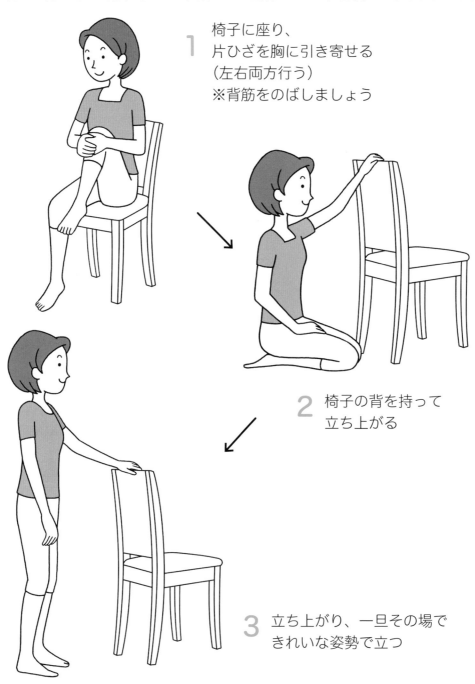

1 椅子に座り、
片ひざを胸に引き寄せる
（左右両方行う）
※背筋をのばしましょう

2 椅子の背を持って
立ち上がる

3 立ち上がり、一旦その場で
きれいな姿勢で立つ

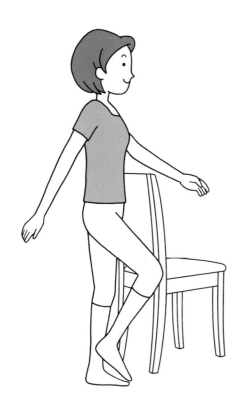

4 ……そして歩き出す

（全身鏡のある場所で）
鏡に全身を映し、両手を上げて
のびる

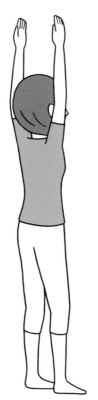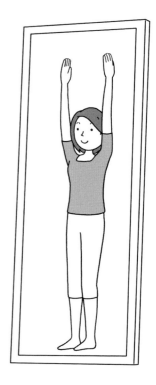

25

キッチンで

呼吸と姿勢を意識しながら、上下方向にのばす動作をゆっくり行う場として適しています。普段動かすことの少ない大腿筋のトレーニングを。

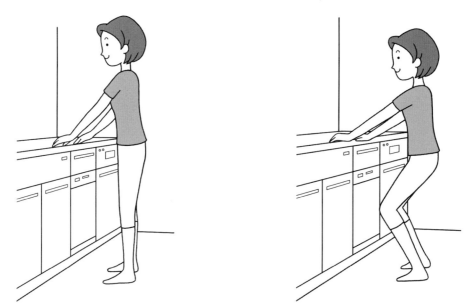

1・2　両手で支え、背筋をのばし、ひざの曲げのばし

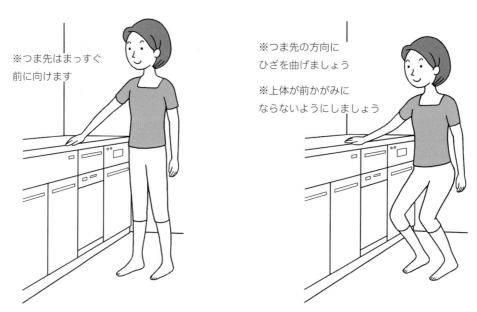

※つま先はまっすぐ
前に向けます

※つま先の方向に
ひざを曲げましょう

※上体が前かがみに
ならないようにしましょう

1・2　片手で支え、背筋をのばし、ひざの曲げのばし

寝室で

身体が床に接する面積が広く、安定した姿勢で行います。
一日の疲れを癒やすような軽めの動作が適しています。

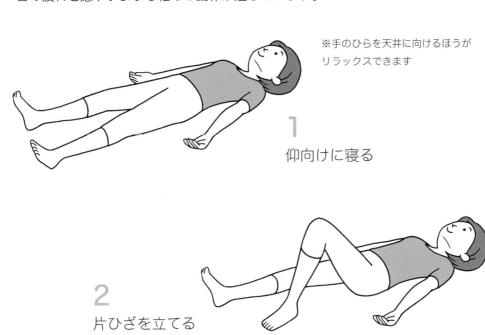

※手のひらを天井に向けるほうが
リラックスできます

1
仰向けに寝る

2
片ひざを立てる

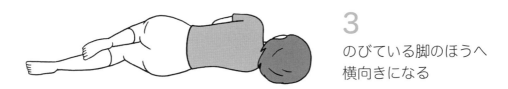

3
のびている脚のほうへ
横向きになる

4
両ひじで支えて
うつ伏せになる

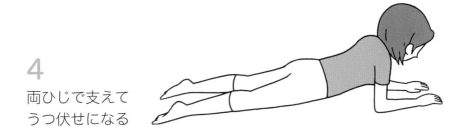

体操は練習？　トレーニング？

　「練習」と「トレーニング」の違いについて考えたことはありますか。練習も
トレーニングも運動をくり返し行うことに変わりありませんが、「練習」は技
術的要素を習得するためにくり返し行う運動であるのに対し、「トレーニン
グ」は筋力をつけるとか、持久力や柔軟性を高めるといった体力的要素向上や、
身体の機能を高めることに重点を置いています。

　もう少しはっきりした違いは、練習は不可逆的であるのに対し、トレーニン
グは可逆的だということです。繰り返し練習して脳－神経－筋のルートができ
た動きはブランクがあっても再び行うことができます。しかし、トレーニング
で向上した筋力や身体の機能は使わなければ衰えてしまいます。

　そういった意味で、体操は「練習」だと言えます。体操は、生きる上で必要
な動きを解剖学的に正しく、合理的に行えるようにくり返して習得する不可逆
的な運動です。その一方で、生活の中でも動きに必要な体力的要素も、体操の
中で身につくと考えられます。

第4章

身体の機能を
チェックする機能体操

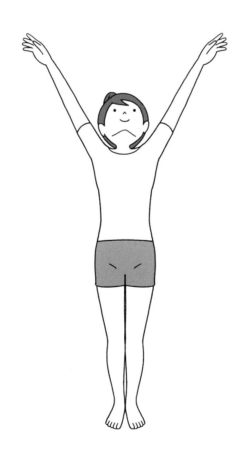

身体の機能

　身体の不調には早めに対処していくことが肝心です。早く気づくことができれば、焦ることなく改善に努められ、人間の持つ治癒力もいかせるからです。しかし、不調を感じてはいても、我慢できる程度の痛みだと、なんとなくそのまま過ごしてしまう方が多いのではないでしょうか。少し動いているうちに不調を忘れてしまう方、調子がすぐれないまま気になりながらも動いている方、薬を飲んでいれば治るだろうと思っていたものの痛みがひどくなってしまう方など、様々な方がいらっしゃいますが、大丈夫だろうという自己判断がもとで大事に至ってしまうこともあり、私はそれを心配しています。

　例えば、肩が凝っている、膝に違和感がある、腰が痛い、などは不調の代表と言われています。これらの不調は、前かがみの丸まった猫背気味の姿勢につながり、全身の循環機能を滞らせます。不調がもとで眠れないという方もいらっしゃいます。原因は、動きの要である骨盤の位置が真っ直ぐになっていない、良い位置に収めるための背・腹の筋肉が弱っている、股関節周りが錆びついたような状態で筋肉が凝り固まっているなどが考えられます。それでは身体がスムースに機能しないでしょう。

　自分の楽な姿勢で繰り返していると、そのうち痛みや故障が現れます。身体の機能は、ある機能ばかりを使い続けても、まったく使わない機能があっても、ともに不調につながります。身体は正直なのです。すべての機能をバランスよく動かす習慣が大切です。

　この章では、全身を使う合理的で簡単な動きを、機能体操としてまとめてみました。動きの不具合な部位がないか確認し、ぜひ不調の予防に役立ててください。各機能は連動していますので全体のバランスを取りつつ動かします。

　そのほか、食事の栄養のバランスはとれていますか？　そして良い睡眠はとれていますか？　3本柱（動く・食べる・寝る）のバランスを取ることが大事だということは、言うまでもありません。

機能体操１（一連のチェック体操）

　実用的な動きを動きやすい順番に並べて、一連の体操としてまとめてみました。肩関節周辺の筋機能の動き、胸郭部の開閉、転倒時の両手支持、上体の押し戻し、脚の後ろ側のストレッチ、腰から徐々に上体を起こして直立姿勢で終了する、一連の体操です。立つ姿勢、しゃがむ姿勢、のばす動作、曲げる動作、十分にまわす動作、支える動作、立ち上がる動作などを組み入れています。

　通して行い、身体をすっきりさせましょう。ゆっくり終わりまで通して行っても１分程度の時間です。身体に問いかけるように、ゆっくり丁寧な動きで、不具合に気づくように行います。

　正しい身体の使い方を学んで、無駄な動きや自分流の動きを修正するように練習します。

機能体操２―かかしの体操―（一連の体操）

　機能体操１と同じ程度の時間で行えますが、かかしの名前のとおり片脚交互の立ち姿勢です。

　普段の生活で「すり足歩き」をよくしてしまう方は、片脚で体重を支えられなくなってきているという証拠です。片脚で体重を支えられないということは、歩けなくなってしまうということです。この「かかしの体操」は、片脚で立ち、バランス機能を高めるために行います。

　各ポーズでは３秒程度静止してから、次のポーズに移ります。足裏で大地をつかみ、腰の位置を正して、目線は下げないで全身を引きのばしお腹を引っ込めて、かかしになったつもりで立ち姿勢に戻ります。安定して動けるまで続けて大脳に覚えさせます。

全身（腕・手、胴体、脚・足）の関節、筋機能の一連の体操

全身を動かすことができるよう、代表的な動きを組み合わせています。
120拍／分くらいのテンポの音楽に合わせて動くと、楽しく続けられるでしょう。

※前へならえのように

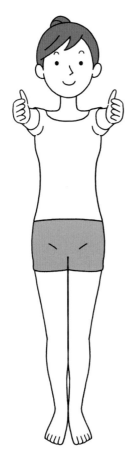

1
両腕を前へあげる

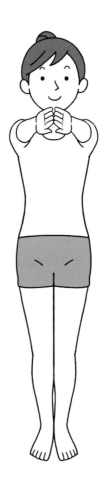

2
両腕を内側にねじりながら
手の甲を合わせる

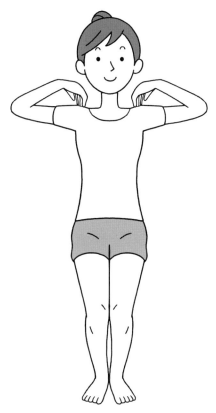

※ひざは曲げたまま

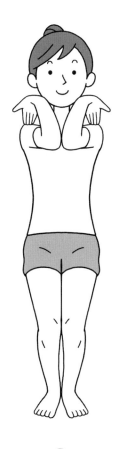

3

指先を肩につける
ひじを前でつける
ひざを曲げる
を同時に行う

4

ひじを横にひらく

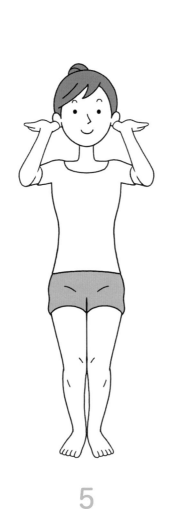

5

手のひらを天井に向ける

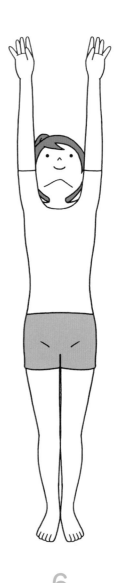

6

押し上げるように
腕とひざをのばす

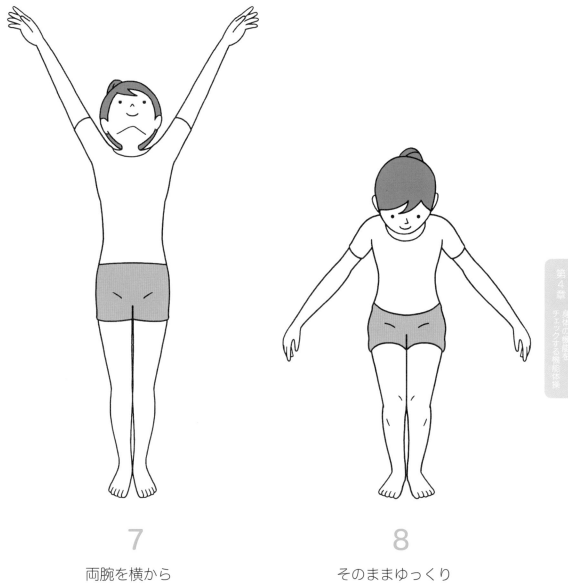

7

両腕を横から
ゆっくりおろす

8

そのままゆっくり
ひざを曲げしゃがむ

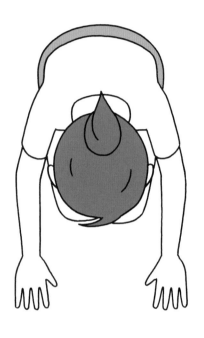

9

手の指を前に向け、
前方の床に手をつき、
体重をかけ両腕で支える

※手の指を外にひらいてつくと、
　ひじを痛めやすいので気をつけましょう

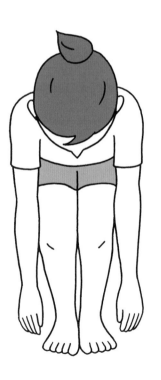

10

手のひらで床を押して、
しゃがむところまで戻る

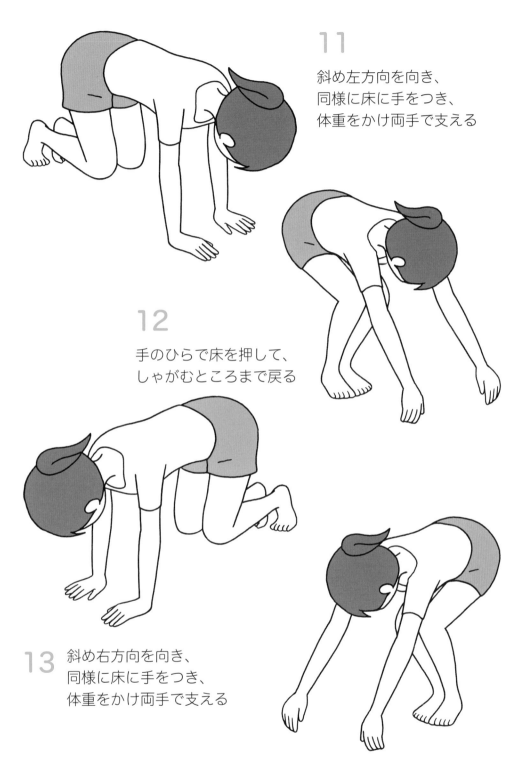

11
斜め左方向を向き、
同様に床に手をつき、
体重をかけ両手で支える

12
手のひらで床を押して、
しゃがむところまで戻る

13 斜め右方向を向き、
同様に床に手をつき、
体重をかけ両手で支える

14 手のひらで床を押して、
しゃがむところまで戻る

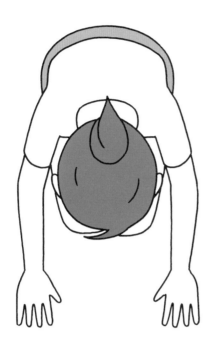

15

再び、前方を向いて、
床に手をつき、
体重をかけ両手で支える

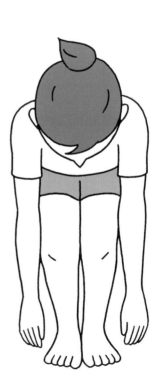

16

手のひらで床を押して、
しゃがむところまで戻る

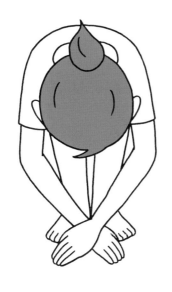

17 しゃがんだ状態で、
おしりと背中のストレッチ

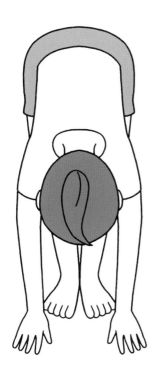

18

ひざの裏側をのばし

19

背骨を尾骨から一骨一骨立ち上げる
ようにして上体を起こし、最後に頭
を起こす

片脚立ちバランスポーズの変化で
「やさしいかかしの体操」

腰の位置を決めて（腰を立てる）、片脚立ちでポーズをとります。バランス能力を高める体操です。片脚にしっかり乗りましょう。

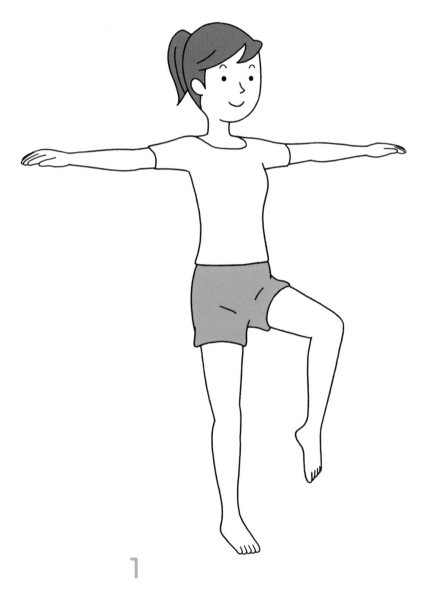

1

片脚で立ち、もう片方の脚はあげる（床から少し離す）。
両腕は横にのばす

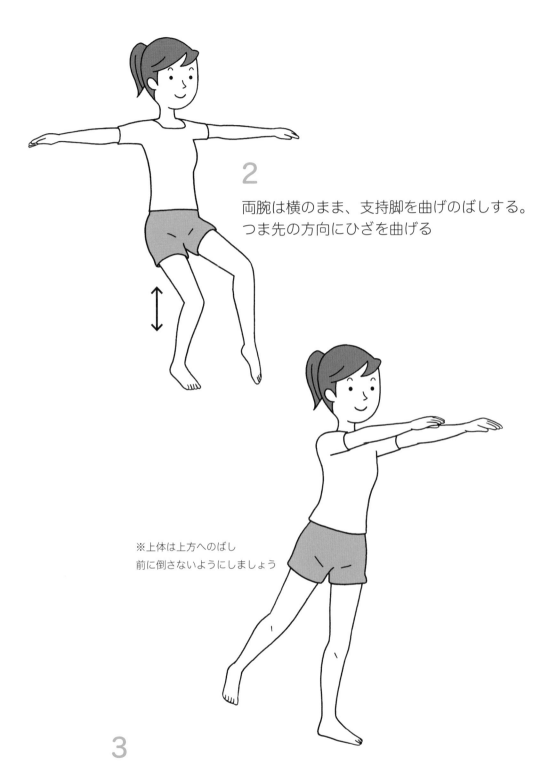

2

両腕は横のまま、支持脚を曲げのばしする。
つま先の方向にひざを曲げる

※上体は上方へのばし
前に倒さないようにしましょう

3

踏みかえて支持脚を替え、もう片脚を後方へのばすと同時に
手のひらを下に向けたまま両腕を前へのばす

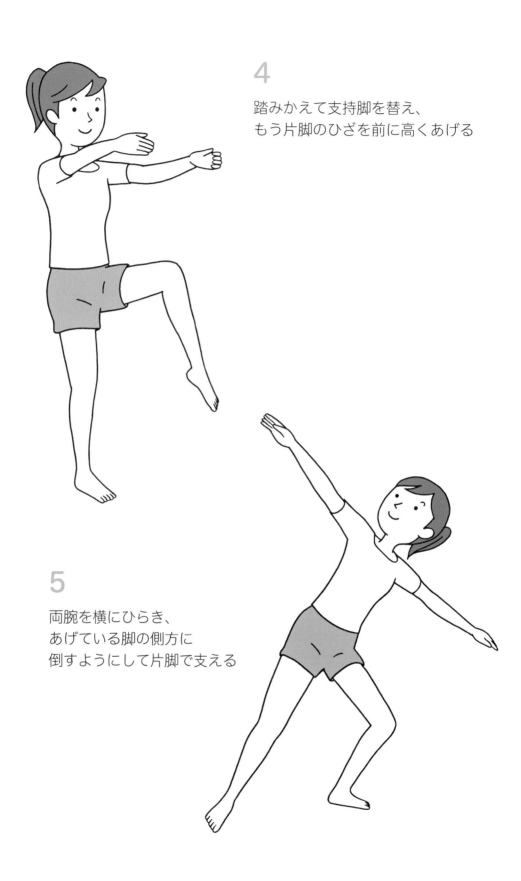

4

踏みかえて支持脚を替え、
もう片脚のひざを前に高くあげる

5

両腕を横にひらき、
あげている脚の側方に
倒すようにして片脚で支える

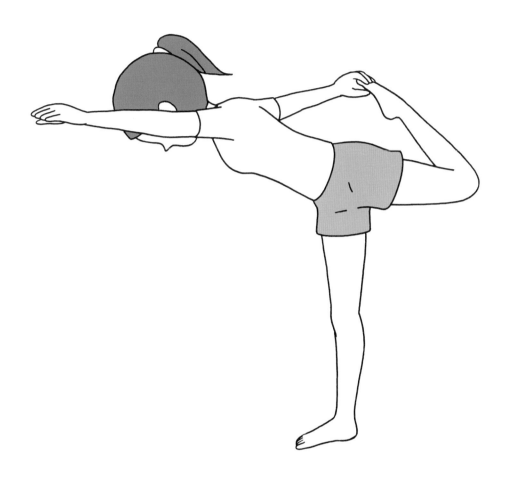

6

体重を乗せ換え、支持脚を替えると同時に
支持脚と反対の腕を前方にのばすようにして上体をねじる。
もう片方の手でもう片方の足先を後ろクロスで持ち、
上体を前方へ倒す

はたらく脚と休む脚

　手軽な運動として人気のウォーキングですが、歩き方によっては身体に余計な負荷がかかり、長く歩けません。歩くときに大切なのは片脚にしっかり乗るということです。加重しているほうの脚にしっかり乗れていれば、もう一方の脚が休むことができます。かかとを引きずる歩き方や、両足の間隔（足幅）が広く一歩が小さい歩き方は、常に両脚が働いているのですぐに疲れてしまいます。

　歩く動作に限らず、運動するときには、力を入れたり緩めたりを上手にコントロールすることで、楽に長く運動を続けることができます。ボールを使うスポーツや打楽器演奏などでも同じです。構える動作のときは休んでおいて、打つ瞬間に働かせると長時間楽しむことができます。第4章のかかしの体操や第5章のペーパースティックを使った体操で緩急の練習をしてみましょう。

第5章

「導具」を使う体操
―物と関わる―

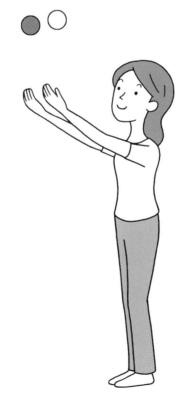

「導具」を使った体操

「導具」とは、私がつくった造語です。

　人間は生涯いろいろな場面で物と関わりながら動きます。道具を利用することで安全に効率が良く目的が達成され、動作の効果を高め、楽しくなり、まわりの人ともコミュニケーションをとれるようになります。また道具、用具を持つことは、人間の本質である手を使う行動そのものです。

　私は、物と関わる動作を解りやすく正しく導くために、独自の道具、用具をつくり、またほかの物を代用して使用し、それらを総称して「導具」と名付けました。導具を必要とした経緯は、スポーツやレクリエーションの指導の時、持ち方や使い方に不合理な動作がみられ、安全面でも効率面でも不安を感じ、既製品の用具を扱う前に、年齢、体力、経験の有無に適する大きさ、重さ、硬さなどを考慮したものをつくり、取り組みやすくしたいという思いからでした。

　動作に合わせて考え、使用した導具は30種類以上ありますが、類別してみると5つに分類されます。1）身近な生活用具・用品類　2）スポーツ用具・遊具類　3）エコ手具類　4）オリジナル手具類　5）健康用具、です。

　どれもすべて、経済的で、簡単・手軽で便利、持ち運びができる、という特性があります。導具を使用することで、ものには安全で疲れにくい使い方があることを学んでいただき、生活・動作の質の向上につながればと考えています。

　この章では、2種類ご紹介します。1つ目は棒状で柄のついた用具類の扱い方を学ぶ、ペーパースティック（エコ導具）、2つ目は衣類など柔軟性のある布状のものの扱い方の実用的動作を学ぶ、オリジナルお手玉（オリジナル導具）です。

　ペーパースティックは新聞の折り込み広告紙を利用します。持ち方や扱い方の動作を保持しておくためにも、実用的な動作を生活の隙間で行うための導具として使いやすいです。オリジナルお手玉は、童の遊びで使うものを大きくして、形・重さも検討して作っています。生涯の基本動作（食べる、衣類の脱ぎ着など）で大切な指先の動きを忘れないためにも、毎日触れて欲しい導具です。

エコ・オリジナル「導具」の作り方

ペーパースティックの作り方

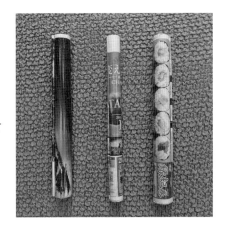

◆材料　新聞の折り込み広告紙8〜10枚

1　8〜10枚を重ねて半分に折る
2　輪になっていない端からくるくると巻いて
　　いき、輪ゴムかテープで止める
　　※太さ、重さは自由に調節を

お手玉の作り方

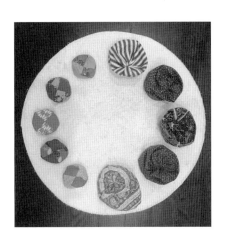

◆材料（2個1組）
糸
綿ブロード　18.5cm×32cm　2枚
ペレット　90g×2
（ペレットは米粒大のプラスチック製の玉で、
　お手玉の中身です。手芸店で販売されています）

1　布地の表が内側になるようにして、
　　半分に折る
2　縫い代を1cmとり、端を直線縫いする
3　底になる部分を縫い代1.5cmとって
　　ぐし縫いし、糸を引いて固くしぼり、
　　しっかり留める
4　布地の表が外側になるように返す
5　ペレットを入れる
6　口を縫い代1.5cmとってぐし縫いする
7　縫い代を内側に折り込む
8　糸を引いて固くしぼり、しっかり留める

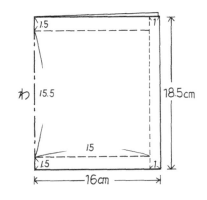

ペーパースティックの扱い方

人間が日常行う手の動作を再現した、いつでもどこでもできる体操です。

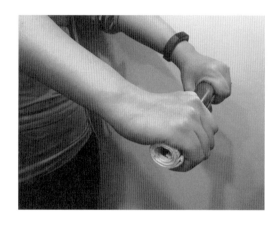

順　手

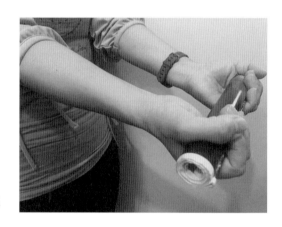

逆　手

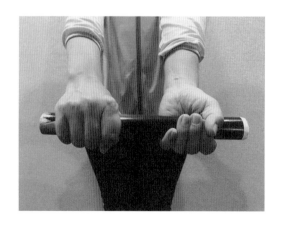

片逆手

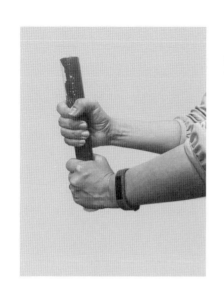

両手縦にぎり

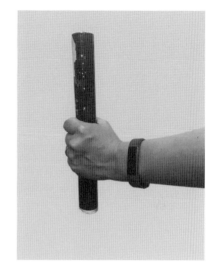

片手縦にぎり

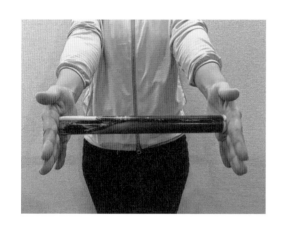

両手のひらではさむ

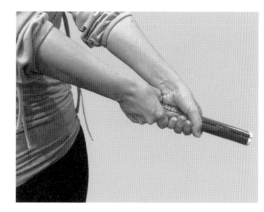

両手でにぎる

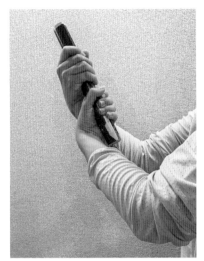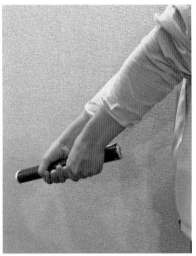

しぼりながら下方へ向ける

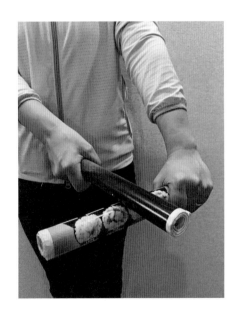

上からたたく

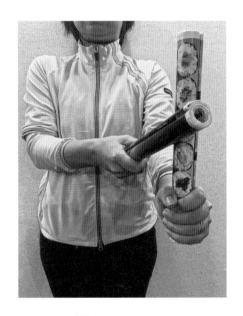

横からたたく

お手玉の基本操作

まずは基礎編です。お手玉を使って、日常の手の動きを再現します。

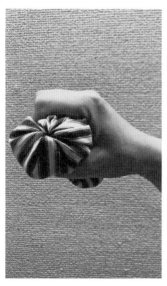
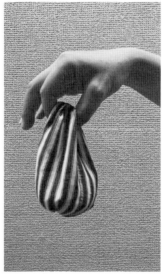
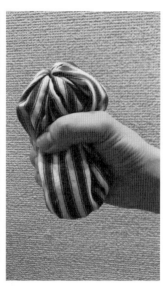

つかむ　　　　　つまむ　　　　　にぎる

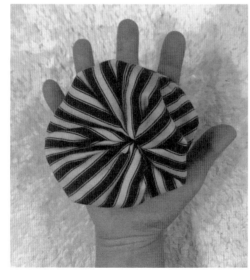
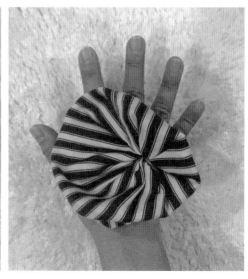

手のひらにのせる　　　　　手の甲にのせる

お手玉を使った一連の体操

はずみを利用して、リズミカルに行います。
できるようになったら、いろいろな投げ方、キャッチの仕方をためしてみましょう。

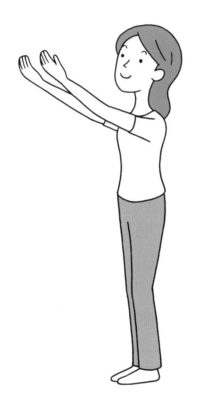

1 両手で一度に2つのお手玉を
上方向に投げる

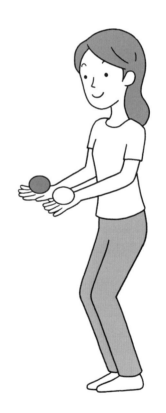

2 手の甲を上にし、指も上側にそらせて、
キャッチする
※ひざを曲げてクッションにすると
うまくキャッチできます

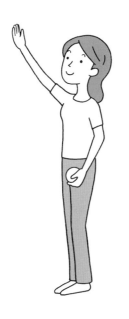

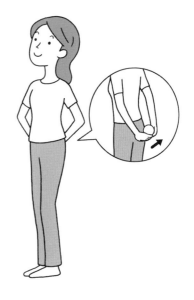

4 投げたお手玉を見ながら、
背中で左手のお手玉を右手に渡す

3 お手玉をそれぞれの手に
1つずつにぎり、
右手のお手玉だけ真上高く投げる

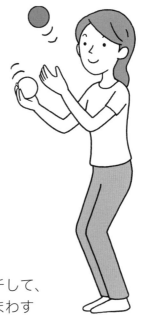

5

投げたお手玉を左手でキャッチして、
2つのお手玉を時計まわりにまわす

静的姿勢と動的姿勢

　寝ていても立っていても座っていても、何もしていない姿勢はすべて「静的姿勢」といいます。一方、起き上がる、歩くといったときの姿勢を「動的姿勢」といいます。立ち姿は素敵なのに歩き出すと格好悪いのでは悲しいですよね。体操は動的姿勢からアプローチして、静的姿勢を美しくするといえます。

　動きや姿勢が正しいかどうかを判断するのに有効なのが「導具」です。導具をうまく使えないということは、正しい動きができていないということですので、自分自身で練習して動きを修正していくことができます。だれかに見てもらったり、撮影したものを見たり、鏡を見たりしなくてもよいのです。

　合理的で無駄のない動きができるようになると、見た目も美しく疲れにくい身体になります。自分の身体は自分で守る時代ですから、導具を使って、自分の動きをふり返ってみましょう。

第6章

統合動作での
一連の体操

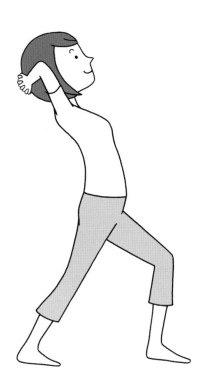

さまざまな動作を組み合わせる

　さて、最後の体操は、「さんま体操」のまとめとして、生活の中で親しみやすい動作を一連にして体操にしました。どなたでもどこでも行いやすい内容で、2種類作っています。

「三三七拍子の体操」

　運動会の応援や日常の祝い事などの集会で使われる三三七拍子の手拍子のリズムに合わせて行う実用動作です。そのまま「三三七拍子の体操」と名付けました。室内で畳やフロアに直接座っている時、椅子に腰かけている座位姿勢の時、立ち姿勢の時の、3種類あります。それぞれの状態で動くことのできる内容です。

　導具も使わず、自分のテンポで、全身の機能（姿勢を変える、四肢、胴体）を動かす内容で構成しています。限られた狭いスペースで、左右（横）軸を意識して、また、上下（縦）軸の重心移動で多くの筋機能を連動させて動く、簡単で実用的な動作の体操です。

「サンドイッチウォーク体操」

　2つ目の体操は、環境を変えて屋外で行う体操です。屋外で動くと気分も晴れやかになり、自然を感じながらの刺激のある体操ができます。外出が難しい方も自宅のお庭やベランダ、廊下や階段を利用してスペースを取ることができれば、実行可能です。

「サンドイッチウォーク体操」では、「ウォーキング」をサンドイッチのパンに見立て、ウォーキングの合い間に入れる「簡単な動作」をサンドイッチの間に挟む具（中身）に見立てています。洋風で親しみやすい食べ物の名前をつけました。この体操は、歩くこと（ウォーキング）が中心です。合い間の動作は、疲れを和らげる効果があります。

一定時間歩いてから身体をほぐすことを繰り返します。５回ほど繰り返し、合計約20分をめどに続けます。慣れてきたら、「やや速歩き」「普通歩き、速歩き交互に」などと少しずつ歩き方も変化させたり、繰り返す回数を増やしたり、スタミナ（全身持久力）を高めるように心掛けても良いでしょう。

　また、合い間にはさむ動作は、個人の体力に合わせて変えていただいて結構です。いずれにせよ、この体操の目的は、個人それぞれの身体の機能を低下させないようにすることです。そのため自分に合うよう、アレンジしていくことも大切です。また、この体操もほかの体操同様、決して欲張らず、焦らず、継続させることが大切です。運動後、心地よさを感じる程度、また動きたくなるような気分を大切にします。

　実践者からは、続けていくと「歩きが速くなった」「疲れづらくなった」「日常動作が軽くなった感じがする」など、よい報告をたくさんいただいています。

　この章でご紹介する２つの体操も、この本の主旨である「さんま（時間・空間・仲間の３間）の体操」です。空いた時間に、室内でも屋外でも、一人でも集団でも行えます。日常生活の場は、主体的に実行できる貴重なトレーニング場でもあると考えています。

　本書の体操が一通りできるようになったら、改めて「目指す体力」を設定しましょう。一口に体力と言っても段階があります。基本の「生命を維持する体力」から始まり、「日常生活を維持する体力」「楽しむためのゆとりの体力」「大きな目標達成のための体力」まで、大きく分けると４段階ありますので、自分にはどんな体力が必要なのかを考えてみると目標につながりやすいでしょう。

　また、動きや体操の記録を残しておくことをおすすめします。その場の身体の調子も合わせて記入すると、自分の身体を把握できるようになります。記録のポイントは「その日のうちに記録をとる」こと。時間の経過とともに何事も忘れていくものなので、体操したあとはセットでメモをする習慣をつけるとよいでしょう。長期的に見ていくと、身体がよい方向に変化していくことが見てとれ、ますます継続できるようになります。時間をかけて繰り返したことほど身につくので、身体にとって、好循環が生まれていきます。

三三七拍子の体操

日常生活で不足しやすい動きをテンポよく行えるよう、
三三七拍子と組み合わせました。かけ声と一緒に動いてみましょう

◆ 　立　位

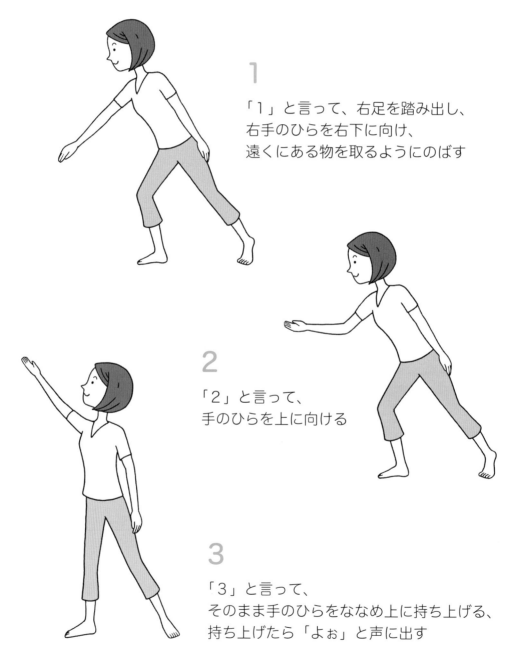

1
「1」と言って、右足を踏み出し、
右手のひらを右下に向け、
遠くにある物を取るようにのばす

2
「2」と言って、
手のひらを上に向ける

3
「3」と言って、
そのまま手のひらをななめ上に持ち上げる、
持ち上げたら「よぉ」と声に出す

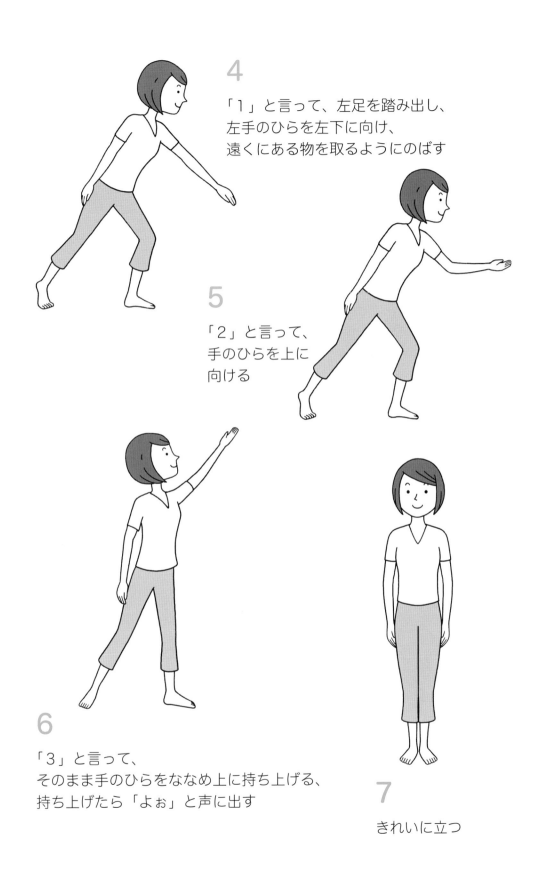

4

「1」と言って、左足を踏み出し、
左手のひらを左下に向け、
遠くにある物を取るようにのばす

5

「2」と言って、
手のひらを上に
向ける

6

「3」と言って、
そのまま手のひらをななめ上に持ち上げる、
持ち上げたら「よぉ」と声に出す

7

きれいに立つ

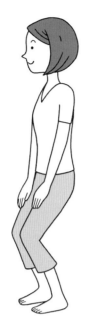

8

「1」と言って、ひざを少し曲げ、
ももをポンとたたく

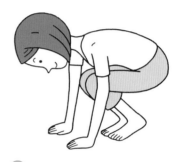

9

「2」と言って、
床に手をついてしゃがむ

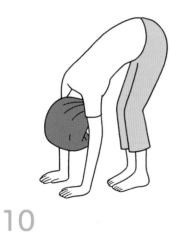

10

「3」と言って、床に手をついたまま、
ひざの裏をのばす

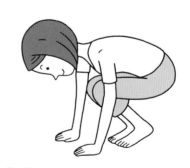

11

「4」と言って、
床に手をついたまましゃがむ

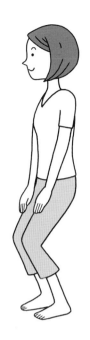

12

「5」と言って、ひざを少し曲げたまま、ももをポンとたたく

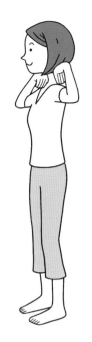

13

「6」と言って、指先を肩に、ひじを横にひらく

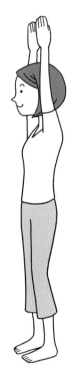

14

「7」と言って、手のひらを内側にして両腕をあげる

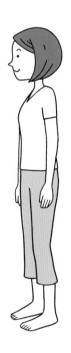

15

両腕をストンとおろし、きれいに立つ

◆　座位（イス）

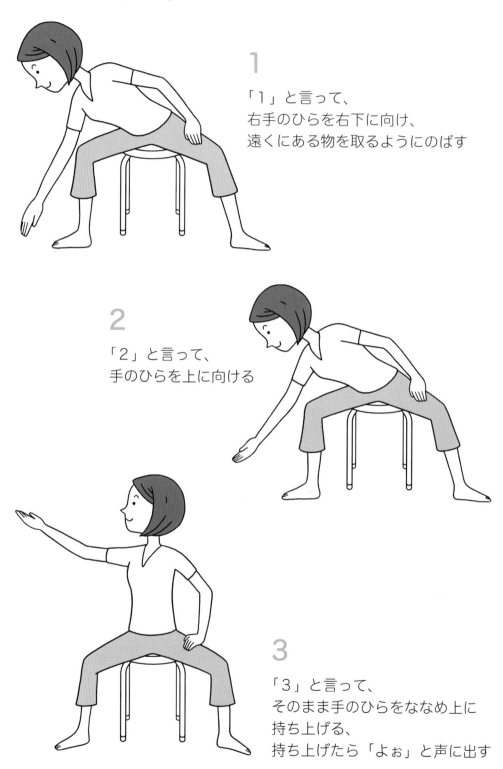

1

「1」と言って、
右手のひらを右下に向け、
遠くにある物を取るようにのばす

2

「2」と言って、
手のひらを上に向ける

3

「3」と言って、
そのまま手のひらをななめ上に
持ち上げる、
持ち上げたら「よぉ」と声に出す

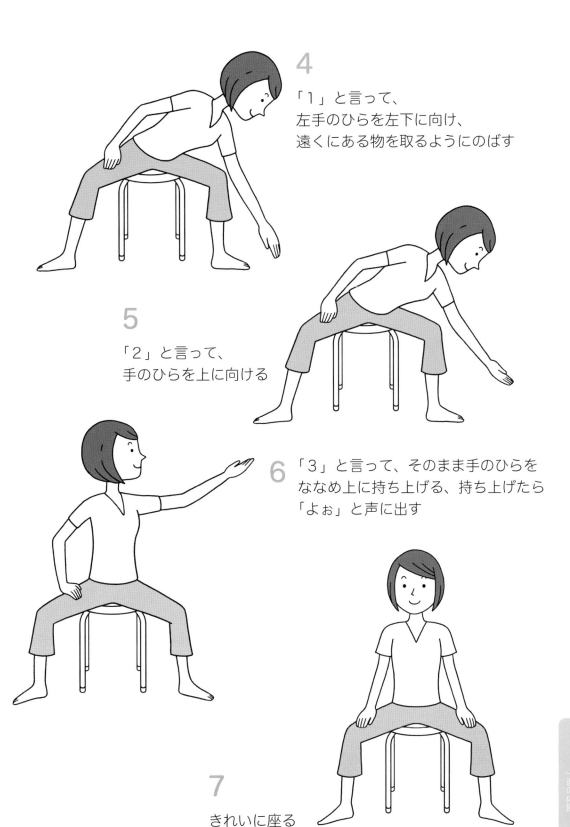

4

「1」と言って、
左手のひらを左下に向け、
遠くにある物を取るようにのばす

5

「2」と言って、
手のひらを上に向ける

6 「3」と言って、そのまま手のひらを
ななめ上に持ち上げる、持ち上げたら
「よぉ」と声に出す

7

きれいに座る

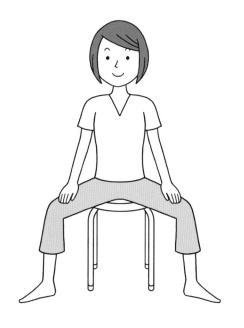

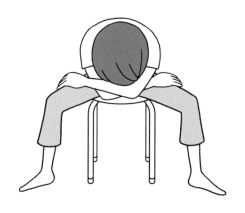

8

「1」と言って、ももをポンとたたく

9

「2」と言って、
腕をクロスさせ上体を前に倒す

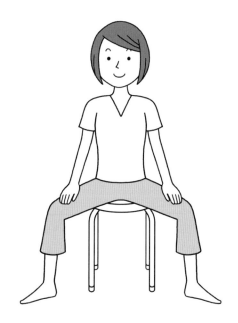

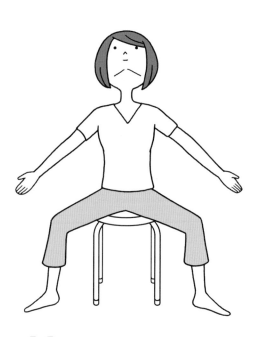

10

「3」と言って、腕をもとに戻して
ももをポンとたたく

11

「4」と言って、両腕を広げ、
胸をひらく

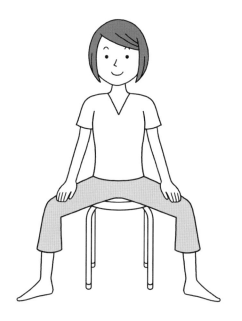

12

「5」と言って、ももをポンとたたく

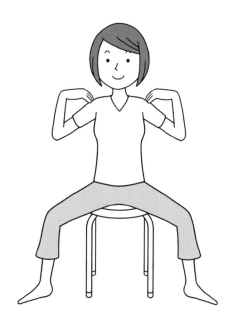

13

「6」と言って、指先を肩に、
ひじを横にひらく

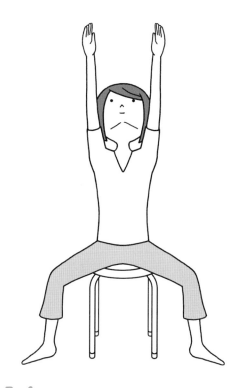

14

「7」と言って、
手のひらを内側にして両腕をあげる

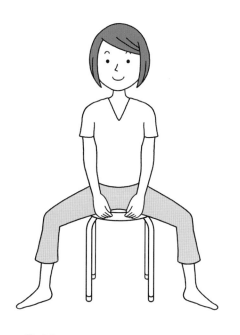

15

両腕をストンとおろす

◆ 座位（床）

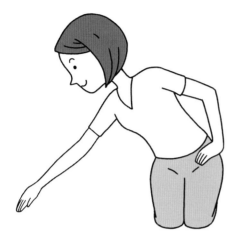

1

「1」と言って、
右手のひらを右下に向け、
遠くにある物を取るようにのばす

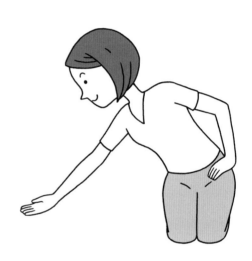

2

「2」と言って、
手のひらを上に向ける

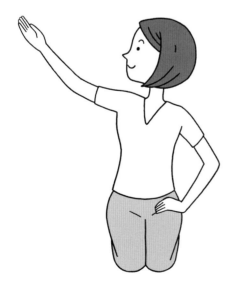

3

「3」と言って、
そのまま手のひらを
ななめ上に持ち上げる、
持ち上げたら「よぉ」と声に出す

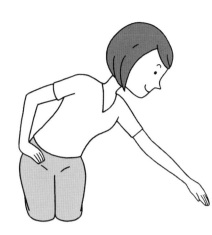

4

「1」と言って、左手のひらを左下に向け、
遠くにある物を取るようにのばす

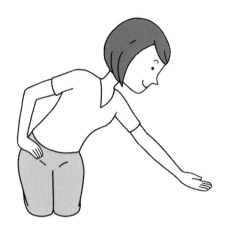

5

「2」と言って、
手のひらを上に向ける

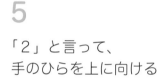

6

「3」と言って、そのまま
手のひらをななめ上に
持ち上げる、持ち上げたら
「よぉ」と声に出す

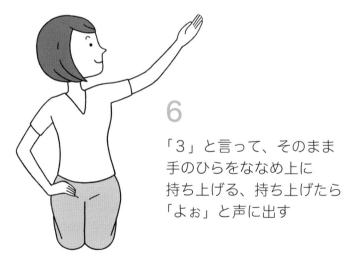

7

きれいに座る

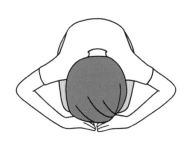

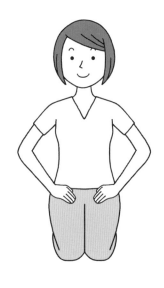

8

「1」と言って、おじぎする

9

「2」と言って、きれいに座る

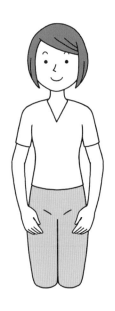

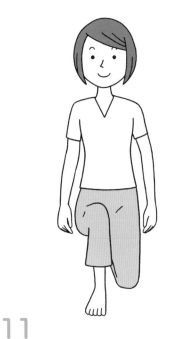

10

「3」と言って、立ちひざになる

11

「4」と言って、片脚を前に出す

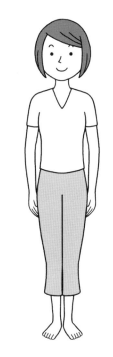

12

「5」と言って、きれいに立つ

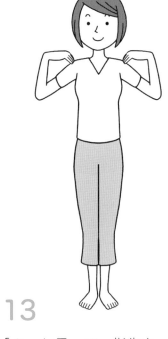

13

「6」と言って、指先を
肩に、ひじを横にひらく

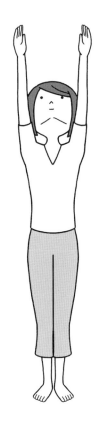

14

「7」と言って、手のひらを
内側にして両腕をあげる

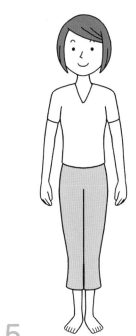

15

両腕をストンとおろす

サンドイッチウォーク体操

「歩く（ウォーク）」をサンドイッチのパン、「動作」をサンドイッチの中身に見立てた一連の体操です。以下に「動作」の例をあげます。

全体の流れ

準備 → 歩く → 動作 → 歩く → 動作 → 歩く → 動作 → 歩く → 動作 → 歩く → 動作

以上を1セット（12分）として、30分間は動ける運動プログラムを構成する。

◆ 動作（例）

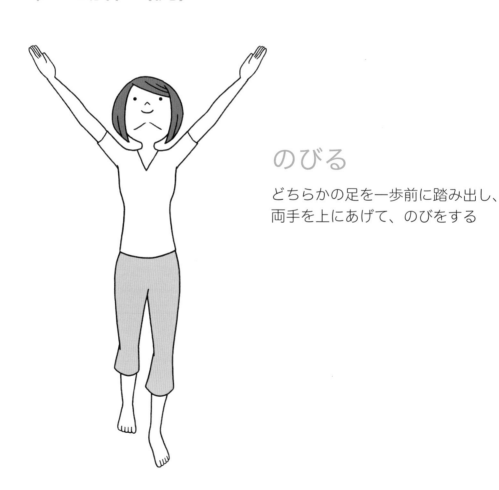

のびる

どちらかの足を一歩前に踏み出し、両手を上にあげて、のびをする

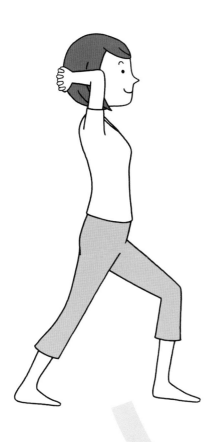

そる

後頭部で両手指を組み、
胸を天井に向けて少しそる

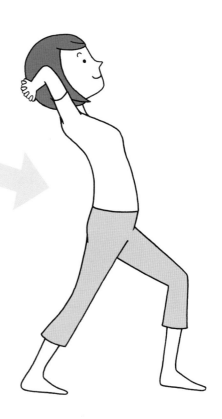

ねじる

両手を勢いをつけて左右にふり、
腰を左右にねじる

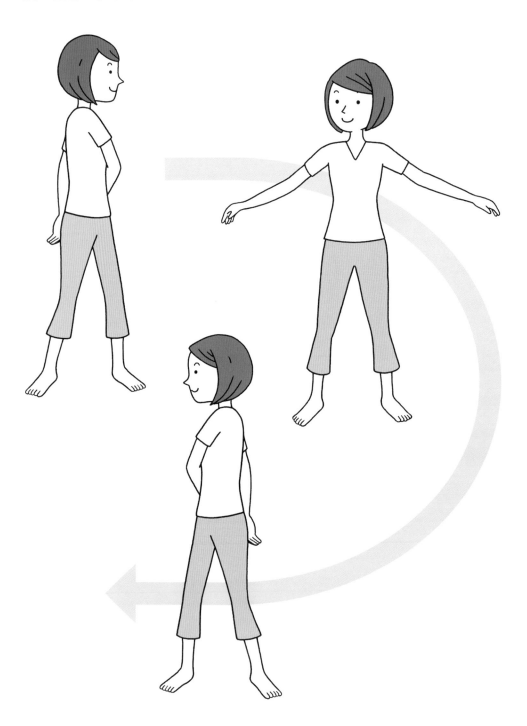

ふる

両手を勢いをつけて前後にふる

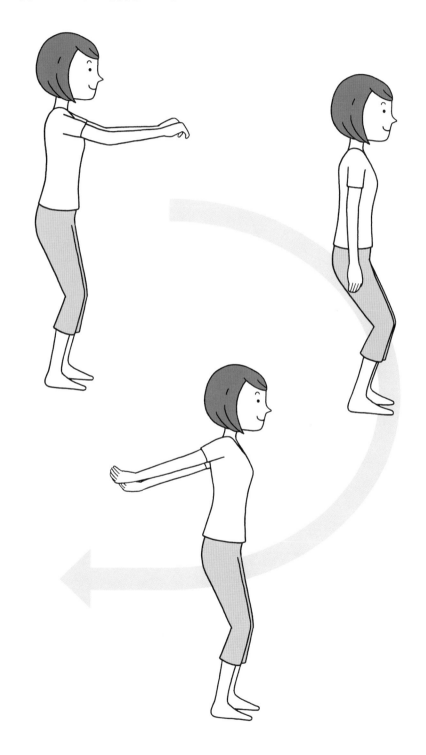

櫓漕ぎ

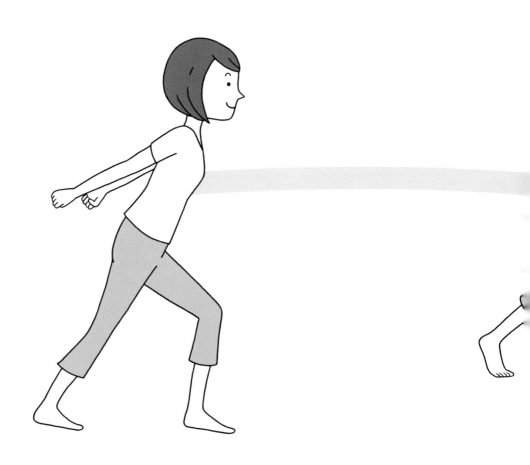

脚を前後にひらく

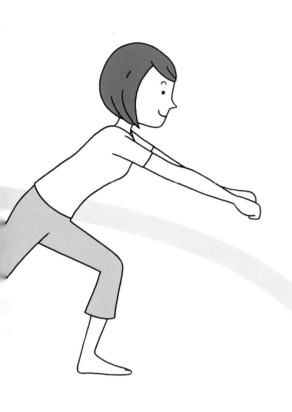

体重を前に移しながら
両腕を後ろから前にふる

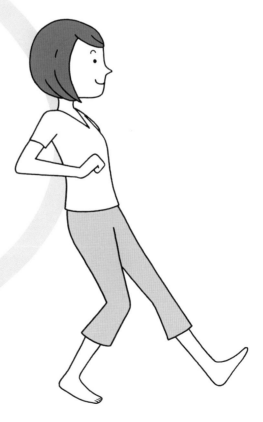

体重を後ろに移しながら
ひじを後ろに引く

流動的な動きは美しい

　体操をするときには合理的で無駄のない動きをすることが大切です。そういった動きは、動きと動きのつなぎ目がなめらかで、身体の中心の軌道が丸みを帯びています。例えば、けん玉遊びの「もしかめ」（童謡「うさぎとかめ」に合わせて大皿と中皿を交互に乗せ換え続ける技）を落とさずに続けるコツのひとつは、ひざと足首をやわらかくリズミカルに曲げのばしし、おへそを上下に動かすように体幹を使うことです。くり返し練習して、正しく動けるようになると「もしかめ」を連続してできるようになります。

　日常生活においては、「もしかめ」のように同じ動作をくり返すだけでなく、複合的に異なる動作を連続して行っています。どのような体操をすればよいのかわからない場合は、まず日常生活動作を丁寧に、そして動作と動作のつなぎ目をなめらかに行い、美しい立ち居ふるまいを目指してみてはいかがでしょうか。

あとがき

　最近、健康づくりの講座や教室では、「人生100年時代の生き方」について頻繁に話題にのぼるようになりました。多くの方にとって、病気や障害など健康に対する不安は大きく、少子高齢化では子供や家族、親せきや身内のマンパワーにも頼れないと考えている方もたくさんいらっしゃいます。私としては、もしそう考えるのであれば、まずは自分のことは自分でできるように、自立、自己管理、自己責任（3自）の意識を皆様に持ってほしいと思います。

　しかしながら、懸念材料もあります。新聞、テレビ、雑誌などが不安を煽るような情報を流すのもよくありません。また、情報を受ける側に正しい情報かどうかを判断する知識が乏しいことも憂慮されます。言葉や語彙が不足したまま、または対象者が自分の身体の現状を認識しないまま、真似して動いてしまい、あとから肩・腰・膝関節付近を傷め、病院やマッサージに行く中高齢者がなんと多いことでしょう。

　現代の生活環境は大変便利です。強い力を必要とせず、生活動作の内容も減少しています。偏った動作などにも気づきにくく、生活での筋機能は低下しています。

　私は、日常生活を疎かにしない日常生活動作（ADL）にこそ、身体活動の根源があると日々実感しています。生涯必要な身体能力を保持するためにも日常の基本動作を疎かにせず、初めての動作も時々行って身に付けておけば、緊急時でも咄嗟に動くことができ、心身のゆとりも出てきます。

　本書には、正しい動きに関連する知識や、簡単で取り組みやすい実用的内容を盛り込みました。隙間時間や空間を活用し、繰り返し行う体操が身体の基礎づくりにつながるよう、配慮をしています。

　生活意識が改善されると、行動も変化します。やがて習慣になり、習慣が向

上心へと変化するまでには少し時間が必要になりますが、身体を動かすことを続けると、楽しくなり、目標も見えてきます。

　動物は最期まで動物でいたいと願うものです。自ら健康管理に努め、身体の不足機能を補い、合理的な身のこなしを心がけていると、身体は正直に応えてくれるものです。

　また、運動や体操などの非日常動作は、簡単に思える動作でも筋機能がスムースには働かないものです。一方で、生活習慣の中の動作は、人間の約600もの筋肉を連動させ、多くの機能を使うことになり、無理がなく継続しやすいのです。

　「立つ→移動する→手を使う→考える」時間を少しでも長くすることが、健康維持になるでしょう。機能は適度に使うと維持できます。また、使い過ぎると故障します。「生物学の法則」を思い出し適用してください。

　また、使われない機能は委縮します。現代のめぐまれた生活環境下では、活動不足になりやすい動作もあります。その解決策として、本書には手を使うオリジナルな「導具」を使った動作も掲載しました。エコ導具の「オリジナルペーパースティック」「オリジナルお手玉」もぜひ試してみてください。

　実年齢より若く活き活きと、楽しそうな人は、健康・体力の知識や目標が明確で、習慣化した生活を実行している人たちだと言えるでしょう。実践的研究を重ねながら生まれた覚えやすい名称の「さんま（3間）体操」の内容が、ヒントになると思われます。

　日常生活の規則的な生活習慣の励行は、最近声高になっているフレイル予防や認知症予防、そして健康寿命延伸に貢献します。

　運動不足解消の行動以前に、日常生活における身体活動不足解消の取り組みから始めて、安全に段階的に機能を高めつつ、故障もなく、中断しないことが健康づくりには効果的です。

　体操教室やジムに通う前の準備にも必要なことであり、生活の中で主体的に

実行して、仲間たちとも交流できる準備があると一層楽しめるでしょう。

　丁寧な生活動作こそ健康づくりの源になります。"いつでも、どこでも、だれでも"が可能な体操のキャッチフレーズで、暮らしの中の3間（時間、空間、仲間）を活用する体操内容が「人生100年時代」のSDGs（持続可能な開発目標）の取り組みに役立つことを願ってやみません。

謝辞
　出版に当たり快くご協力いただいた青山泰之、塚田紗都美両氏に感謝申し上げます。企画部の青山泰之氏とは文芸社初版以来ご配慮を頂いており、久々の再会でしたが、ほっとする安堵の思いでした。今回初めて担当していただいた塚田紗都美氏から、一般体操に関して率直な感想やご意見をうかがえたことは、専門家の立場との相違にも気づかされ、刺激を頂き対象の幅を広げられたことにも感謝しています。有難うございました。

　　　　　　春山　文子　　　河田　美保

著者プロフィール

春山 文子（はるやま ふみこ）

広島県生まれ。
日本大学文理学部教育学科（体育専攻）卒業。
実践女子学園に就職。大学保健体育助手を経て、平成22年定年退職。
実践女子大学名誉教授。
日本体操学会理事、日本体操協会一般体操指導員、実践的身体活動研究
会代表、H. G. G.（HARUYAMA GYMNASTIK GRUPPE）主宰、『地域
健康講座』講師。各種オリジナル体操・"導具"の考案、学会、体操大
会での発表などの活動を行っている。

河田 美保（かわだ みほ）

東京都生まれ。
桐朋女子高等学校卒業後、平成元年に渡独。ドイツのメダウ・シューレ
で体操の指導法を学ぶ。学習院大学文学部ドイツ文学科卒業、同研究室
副手、筑波大学大学院体育研究科（コーチ学専攻）修了、東京藝術大学
非常勤講師を経て、現在は実践女子大学および日本女子大学非常勤講
師。日本体操協会一般体操指導員。健康運動実践指導者養成講座担当。
令和元年5月1日付け中学校・高等学校一種教育職員免許状（保健体育）
取得。実践発表など国内外で活躍中。

生きる力を育む　さんま体操

2020年4月15日　初版第1刷発行

著　者　　春山 文子
　　　　　河田 美保
発行者　　瓜谷 綱延
発行所　　株式会社文芸社
　　　　　〒160-0022　東京都新宿区新宿1−10−1
　　　　　　　　　　　電話 03-5369-3060（代表）
　　　　　　　　　　　　　 03-5369-2299（販売）

印刷所　　図書印刷株式会社

ISBN978-4-286-20038-5